做個
骨氣十足的**女人**

葉金川◆策劃
劉復康◆著

灌鈣健身房

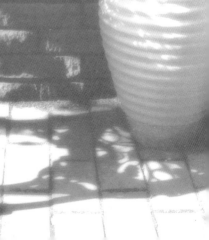

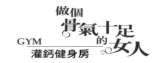

【發行人的話】

平日保健，永續健康　　賴東明

　　骨質疏鬆症已經成為大家經常耳聞的流行病；由於沒有症狀很難早期發現，加上民眾在就醫時常有所延誤，所以患有此類疾病的人，病情往往已很嚴重，或已導致骨折，在日常生活的品質上通常都有很大的困擾。

　　也常聽說不少民眾有這些困擾，在居家環境或行走時一個不小心跌倒導致骨折，可能就得因此就診、接受治療與復健。所以，我十分欣喜地看到這兩本《做個骨氣十足的女人─灌鈣健身房》、《做個骨氣十足的女人─營養師的鈣念廚房》的問世，保健的目的就是預防疾病，從教育的工作做起，讓大家了解怎樣做才不會生病。其實，未來的健康趨勢會從疾病的治

療，慢慢走向公共衛生，從治病走向預防，從生病走
向健康。我們對疾病的認識會逐漸地提升，健康常識
的傳授變得愈來愈重要，因此對醫療照顧的要求，也
會愈來愈高。

　　為此，從民國74年開始，基金會便發行《大家健
康》雜誌，定期提醒基金會會員要注意健康保養，一
開始它僅是會訊，後來轉變為季刊、雙月刊，直到民
國86年，再次轉型為月刊，朝向專業性期刊發展，並
且對外發行上市。這幾年來，在與讀者的互動當中，
深深感受到他們對健康的關心，不管是不是已經受到
疾病的侵擾，或是想要了解疾病，以作預防，都希望
能夠獲得更多的資訊，也因此，大家健康雜誌編輯部
開始策劃系列預防保健書籍，這兩本書是骨質疏鬆系
列叢書的第二及第三本，第一本是去年4月出版的《做
個骨氣十足的女人─骨質疏鬆全防治》。

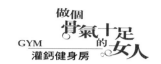

　　期待這本書的問世，帶給大家更多健康的相關知識，也提醒大家預防與保健的重要性，早日儲存健康的資本。（作者現任董氏基金會董事長、大家健康雜誌發行人）

享受運動的樂趣與益處

陳俊忠

　　骨質疏鬆應為現代文明社會，人類壽命延長後所必須面對的醫療課題，但是因其不痛不癢，沒有明顯症狀，加上緩慢、漸進發生的特質，通常不容易引起人們的重視與關心，即使相關單位與團體大力宣導與推動衛教，要喚起民眾立即採取行動對策，也相當困難，往往是在跌倒、骨折發生之後，才開始注意到骨質疏鬆的嚴重性，但為時已晚。

　　事實上，骨質密度是可以經由適當的身體活動與營養攝取而積極改善的，即使是更年期停經後的婦女，也可經由生活型態的調適而明顯改善骨骼的健康狀態。

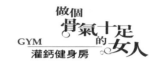

　　但是，通常會發生骨質疏鬆的高危險族群，也就是平常沒有身體活動習慣、不熟悉運動技巧、缺乏運動處方概念，而且體力較差、較不喜歡運動的族群，如果欠缺簡易、安全、方便、詳細的指導說明，是不容易引導他們積極、持續地從事有益的體能活動，也很難達到健康促進與疾病預防的效果，甚至，可能因為運動太難、太激烈，造成尷尬出醜與不適、傷害，反而產生讓他們更不願意運動的反效果。

　　這本《做個骨氣十足的女人—灌鈣健身房》，嘗試針對不同骨質健康狀態的民眾，提供不同系列的伸展、肌力與負重耐力的運動建議，民眾可以依造個人健康、體能與興趣，組合適合的運動計畫，落實於日常生活當中。

　　只要活動、只要持續，你會很快就可以感受到運動的樂趣，這些有趣、有益的身體活動，也會協助你

盡早遠離骨質疏鬆的陰影威脅。（作者現任陽明大學運動健康科學研究中心主任、台灣運動健康學會理事長）

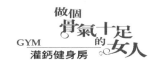

【推薦序】

保護骨本 健康延年 詹瑞棋

　　骨質疏鬆是現代中年女性聞之色變的文明病，不僅是因為它發生率很高，來時無聲無息，罹患之後併發症非常嚴重，而且在現有醫療科技之中，還沒有一種經確認的方法或藥物，可以使骨質疏鬆的病程能夠反轉，所以臨床上對於骨質疏鬆的治療，目前僅限於防止骨質繼續流失。

　　在這個現況下，預防骨質疏鬆的發生就變成了最重要的課題。可是要如何來預防呢？相信這也是廣大女性心中共同的疑問。在這本書中，留美醫學博士，也是復健醫學專科醫師劉復康主任，將為讀者提供最重要的訊息。

　　本書首先對於骨質疏鬆做一個淺顯的簡介和定

義，並且讓讀者循著表格自行篩檢是否屬於骨質流失的高危險群，接著是一般性的生活起居，以及飲食習慣的注意事項，包括運動的一般原則，最後才是本書的精華及特色所在：根據骨質疏鬆的階段，設計的各種肌肉以及關節運動。

隨著骨質疏鬆的發生及嚴重程度的變化，很多正常人可以輕鬆達成的健身運動可能反而變成造成併發症（例如骨折、扭傷）的殺手！所以本書在劉醫師精心的設計下，配合簡潔明確的圖示，引導讀者進行安全的「保護骨本」運動，而讀者若能依據自己的體能狀況，徵詢醫療專業人員對於其他特殊疾病的考量，循序漸進並且持之以恆的運動，相信必定能夠如願達成「做個骨氣十足的女人」的目標！

劉復康醫師在繁忙的診療工作中，猶能撥空擘劃撰寫這本能夠造福眾多骨質疏鬆患者的衛教書籍，格

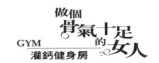

外令人敬佩！全書行文流暢，章節分明， 內容專業卻又深入淺出，加上圖文並茂，可讀性極高，本書之發行對於骨質疏鬆的早期防治，以及運動治療實有不可磨滅的社會功能，爰為之序。（作者現任台北榮民總醫院復健醫學部主任）

【推薦序】
外在美，內在要更美　　崔麗心

我的一位長輩，有天走在路上，不小心被後方來車前方的桿子勾住衣服，因而跌倒骨折；在華視的一位化粧阿姨，也是有天不小心跌倒就骨折了。這兩位長輩，就外觀看來，一點也不覺得身體有任何不妥的地方，直到骨折發生，才知道她們都已經有骨質疏鬆的問題。

這幾年，由於主持健康性節目的關係，自己吸取了不少的保健知識，關於骨質疏鬆症，深切了解它是「無聲無息」的疾病，發生的過程既不痛也不容易被察覺，總是等到骨折發生，才知道自己有了骨質疏鬆，留下「為時已晚」的遺憾。

這樣的遺憾是可以避免的，要訣就在於定期健康檢查，以及平日注重飲食與運動保健。

董氏基金會去年即出版《做個骨氣十足的女人—骨

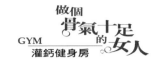

質疏鬆全防治》一書，邀請我作為書籍的封面人物，以及擔任代言人參與記者會，共同呼籲大家及早注重骨骼保健，預存足夠的骨本，才有本錢期待有尊嚴的老年生活。當時，我即相當認同，欣然接受邀請。第一本書，從女性面臨更年期的困擾，到各階段骨骼的發展、骨質疏鬆的病因、病理、藥物治療介紹，以至生活保健提醒，相當完整，切合「骨質疏鬆全防治」的期待，我特別喜歡其中「生活保健」單元裡的飲食、藥膳、運動、居家環境安全介紹，還有健康操示範，但也因篇幅設限，暗暗殘留意猶未盡的餘味。

經過一年，今年初接獲董氏大家健康雜誌編輯的電話，表示延續去年《做個骨氣十足的女人》書，將接續出版《做個骨氣十足的女人—灌鈣健身房》及《做個骨氣十足的女人—營養師的鈣念廚房》兩本工具書，更具體提供讀者實踐灌「鈣」骨骼的運動及高鈣

飲食操作步驟，並再度邀請我作為封面人物及代言人，我依舊欣然接受，並深感「於我心有戚戚焉」，因為「均衡飲食＋運動＝健康」的方程式大家都懂，但是做不做，該怎麼做？已是另一回事。

雖然我不是全職的家庭主婦，在空閒時也喜歡動手作幾道菜色，全家人共享；至於運動，我和家人平日即固定到住家附近公園打球、慢跑、散步。我和先生有一個共同的夢想，等孩子長大後，要一起到各地旅行，因此保養身體、儲備體力成為我們的日常功課，也期待到了年老那一天，我們都能不因健康因素而成為另一半的負擔。

很高興《營養師的鈣念廚房》與《灌鈣健身房》兩本書的出版，提供了我作菜及調整有效運動的指導，以最廉價的方式達到最高的骨骼保健效益，願意推薦給讀者，與讀者共享。

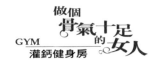

　　比起上一代，我們擁有更充足的保健知識與資源促進自我健康，前述兩位長輩的前車之鑑，讓我心生警惕，對骨骼保健不敢怠慢，期待外在與內在健康兼具，畢竟看不見的總是容易被忽略，因此更要實踐「外在美，內在要更美」的守則。（作者現任華視「圓滿任務」、飛碟電台「麗心異想世界」節目主持人）

做，就對了！

葉金川

　　繼去年4月出版《做個骨氣十足的女人—骨質疏鬆全防治》，以及舉辦「向骨質疏鬆說bye bye！」巡迴健康講座之後，時隔一年，董氏基金會延續「骨質疏鬆全防治」的理念，再接再厲出版《做個骨氣十足的女人—灌鈣健身房》和《做個骨氣十足的女人—營養師的鈣念廚房》兩本工具書。欣喜近年來骨質疏鬆已經受到大家的重視，在重視之餘，也希望大家「起而行」，落實實踐。這是董氏基金會出版工具書的重要目的。

　　飲食與運動，是在談各類保健議題時一直被強調的重點，很多人認為是老生常談，也有人困擾於滿腹保健知識，但是該怎麼做？然而無論如何，飲食與運動，仍是強身健體、維護健康的不變鐵則。

　　「購買健康，而不只是購買醫療」是現代化醫療保

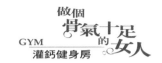

健服務的目標。許多人以為，尋求醫療服務是維護健康的唯一法門，但事實上，它所能影響健康的份量只有10％，其他90％都是遺傳、環境和生活習慣造成。可是在我們的生活當中，一般人對於健康促進或是購買健康，體會不大，也因此形成倚賴醫療、偏好吃藥，而忽視日常保健與疾病的預防。

遺傳，我們所能掌控的部分不多；環境，有賴大家再努力；生活習慣卻是可以提醒與調整，且保健的效益最高。骨質疏鬆症在各類疾病當中，是一項可以預防的疾病，從日常生活的飲食及運動即可以達到，毋需倚賴昂貴的器材或是其他補品。從實際的數據得知，持續規律運動一年可以增進5％的骨質密度；我們也知道，鈣質必須從飲食中攝取，而運動可以幫助將攝取的營養素合成骨骼，兩者相輔相成，相得益彰。

我們說：「萬事起頭難」，但是起了頭就不難，當

蹉躇於做與不做之際，也許先把萬般躊躇擺一旁，做了再說。期待透過這兩本書作者豐富的臨床經驗與醫學研究，幫助讀者找到預防骨質疏鬆的方法，儲存強壯的骨本。

兩本工具書的完成，要特別謝謝《灌鈣健身房》作者振興醫院復健醫學部主任劉復康，及《營養師的鈣念廚房》作者台大醫院營養部副主任鄭金寶。劉醫師與鄭營養師因為與董氏基金會有共同的理念，在百忙之中，利用公餘挑燈夜戰，設計一整套適合預防骨鬆或是骨鬆復健之中的人的運動及食譜，希望盡一己之力，對讀者有所幫助。

也感謝曼林瑜伽林綉琴老師的運動動作示範及兄弟大飯店的烹飪示範，尤其兄弟大飯店此次派出四大廳的名廚全力協助食譜的製作及拍攝，書籍得以順利完成出版。

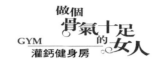

　　除此，謝謝陽明大學運動科學研究中心主任陳俊忠、台北榮總復健醫學部主任詹瑞棋、中原大學生物科技系主任蔡敬民、台大醫院營養部主任楊榮森及崔麗心小姐作序推薦。因為蔡敬民主任的推薦，我們找到了他的得意門生鄭金寶營養師，在短時間內完成了《營養師的鈣念廚房》的精采著作；崔麗心小姐熱心公益，本身也主持電視及電台的健康性節目，對於基金會的活動義不容辭，等同於基金會的義工。（作者為前中央健康保險局總經理、前台北市衛生局局長，現任董氏基金會執行長、慈濟大學公共衛生學系教授）

【作者序】
認識危害健康的因子
劉復康

　　民國42年春末，我誕生於台北淡水，出生後不久，父親的重病逐漸好轉，因此特為我取名「復康」，從小有記憶起，母親家務操勞經常生病住院，我們家中兄弟經常進出醫院探望母親，當時有感於醫師濟世救人的精神，常希望長大後也能當醫師為病人解除病痛，沒想到日後真能如願選擇醫師這一行業。

　　民國60年我自成功中學畢業後，因家境清寒，不顧母親反對，毅然選擇至國防醫學院就讀，在醫學院就讀7年的求學生涯中一切順利，於民國67年畢業後，奉派至陸軍基層服務，兩年後轉調至三軍總醫院復健醫學部，由第一年住院醫師做起，當時復健醫學尚在萌芽階段，一般醫師大都不太願意選擇復健醫學這個領域，起初我也曾嘗試過轉科但未能成功，之後在住院醫師4年

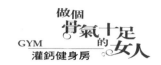

的訓練中，才開始對復健醫學漸漸了解並產生興趣。

　　在升至主治醫師後，醫院曾通過我至美國短期進修，為了要更深入了解運動醫學在復健醫學領域中的應用，主動地放棄該短期進修機會，積極準備至美國研究所唸書，當時有幸受到時任三軍總醫院復健部主任李世培醫師及前三總潘院長的大力支持，並獲得國防部資助，於民國76年隻身前往美國佛羅里達大學生理研究所研習運動生理相關知識。

　　民國80年冬順利畢業返國，派至三總復健醫學部主治醫師一職，回想當時回國後的第三個月，父親因癌症過世，第二年賢妻又發現肝癌…經與病魔纏鬥兩年後也不幸過世，父親及愛妻的相繼過世對我影響很大，在經歷一段痛苦時光後，我重新出發，並開始珍惜身體健康及了解疾病預防的重要。

　　民國88年底我離開三軍總醫院，並於89年初至振

興復健醫學中心服務，開展我另外一個生涯旅途，在
振興醫院3年多的時光中，工作非常忙碌充實，有幸得
以接觸更多層面的患者，學習更多的醫療經驗。

在臨床工作數年後，經常會碰到骨質疏鬆患者前
來就醫，有些患者的脊椎已有多處壓迫性骨折，患者
一點都無警覺也不知其對生命的危害程度，然而另有
些患者在脊椎壓迫性骨折產生疼痛後，因不方便就
醫，躺在床上數月甚至數年才來就醫，非常可惜。這
些現象皆在於國人缺乏對骨質疏鬆症的認識，尤其是
停經後的婦女，而且國人的運動風氣也不夠普遍，以
致每年婦女因骨質疏鬆造成骨折的發生率比乳癌、心
血管疾病及中風的總發生率還高！而這種疾病並不是
不癒之症，是可透過衛教達到預防及治療的效果，有
念於此，適逢董氏基金會計畫出版骨質疏鬆系列書
籍，詳細介紹骨質疏鬆症的防護與治療，我為了能於

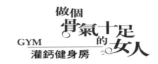

國人醫療照顧方面略盡棉薄之力，不假思索地答應這份工作，希望以通俗易讀的文字及圖形，讓大家了解骨質疏鬆的成因，擴大參與運動的動機。

在本書開頭的問卷表主要是過濾其它疾病造成的骨質疏鬆，此與一般停經後產生的骨質疏鬆是有區別的，其次，為了運動的方便性及可行性，設計一份簡易運動行程表，並附上居家防護細節，藉著居家環境的改善以減少骨質疏鬆患者因防護缺失，造成骨折發生的機會。

最後必須強調的是：一旦您患有骨質疏鬆症時，一定要看醫生，由醫師開具骨質改善的藥物才是最重要的，至於要作哪些運動，哪些運動最適合您⋯等問題，也建議您要先經由醫師評估後，再以此書作為輔助的工具較為適當。

竭誠歡迎各位先進隨時給予指導及指教！

做個骨氣十足的女人

灌鈣健身房

目錄

【前言】
骨質疏鬆症帶來的危機

　　每單位體積的骨骼質量，我們稱為骨密度，隨著年齡增加或因身體疾病，會造成骨質流失及骨密度降低，當骨密度減少到某一程度，造成骨質變薄、易脆，我們稱之為骨質疏鬆。骨質流失至骨質疏鬆的過程，是沒有任何症狀，而當骨折或背痛時，才知道已罹患骨質疏鬆症。

　　大約平均在30～35歲時，我們身體的骨密度達到最高峰，隨著年齡增長，骨密度開始以固定速率流失，而女性到更年期之後，因女性荷爾蒙大量降低，骨密度流失的速率立刻變得更加快速，停經之後，前6年脊椎骨骨質將迅速流失約1/3，這將會導致骨折危險性增加，每一年女性骨折的發生率，較合併中風、心臟病發作及

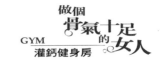

乳癌的機會還要多，所以骨質疏鬆已漸形成一種流行病。

　　隨著醫療科技日新月異，國人平均壽命在最近百年內增加一倍，女性平均壽命可達80歲左右，據統計資料顯示，超過50歲的女性，將近一半在其有生之年會因骨質疏鬆而導致骨折。

　　在台灣，停經後婦女若年齡在65歲以上，高達18％有明顯的脊椎骨骨折，在80～85歲時，約1/10會發生髖部骨折，一旦發生臨床脊椎骨骨折後，其死亡率較同年齡健康婦女增加近9倍，因髖部骨折的老年人，第一年死亡率高達15％，所以停經後婦女，不得不注意骨質疏鬆症帶來的危機，更是每一位婦女應該重視的課題。

運動前的評估

CHAPTER

1

1-1
身體健康檢查

在實行打造健康計畫之前，了解自己的身體狀況與禁忌，才能擬定合適的運動及飲食計畫。

多久該做一次全身健康檢查？一般醫生建議，成年後先做一次健康檢查，作為個人健康的基本資料，如果沒有任何異狀，之後每隔5～10年檢查一次；至於40歲過後，建議每2～3年檢查一次；60歲以後，則建議每年做一次健康檢查。

目前健保提供免費健康檢查的對象包括：

兒童：未滿1歲給付四次，每次間隔2～3個月；1～3歲以下給付一次；3～4歲以下給付一次。檢查項目包括身體檢查、健康諮詢。

孕婦：妊娠未滿17週（第一期）給付二次；妊娠17～29週（第二期）給付二次；妊娠29週以上（第三期）

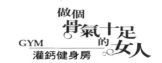

給付六次。檢查項目包括身體檢查、血液及尿液檢
驗、健康諮詢、超音波檢查（於妊娠第二期提供一
次，若因特殊情況無法於第二期檢查，可改於妊娠第
三期作超音波檢查）。

30歲以上婦女：每年給付一次。項目包括子宮頸
抹片檢查、骨盆腔檢查、細胞病理檢驗。

40歲以上成人：40～64歲每3年給付1次；65歲以
上每年給付一次。檢查項目包括身體檢查、健康諮
詢、血液及尿液檢驗。

健檢提供的檢查項目比較「陽春」，如果經濟許
可，建議自掏腰包作全身性健康檢查。至於一般醫院
的全身健檢項目大同小異（如表一），少數醫院會多加
幾個檢查項目，建議先行考量需求及比較費用後再做
選擇。

全身健康檢查之外，要知道自己的骨骼年齡，對

正常人而言,醫生建議在下列年齡時各做一次「骨質X光密度測量」:

30～40歲,測定成熟時的骨質總量,若有不足情形,應該迎頭趕上,盡早補足。

女性於停經後再檢查一次,若發現骨量不足,也應及早補充,必要時,數年後繼續作骨密度追蹤檢查,以了解治療成效。

65歲時,評估年老時的骨折發生機率。

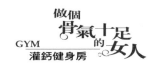
【 表一、健康檢查項目簡介 】

項目	細項名稱	臨床意義
一般檢查	身高、體重、血壓、脈搏、體溫	檢測身體、基本功能是否正常
血液常規	紅血球、白血球、血小板、血色素、血球比容、平均紅血球容積、平均血球血色素、平均血球血色素濃度、白血球分類檢查	檢測是否貧血、受感染等血液功能是否正常
	紅血球沈降率、出血時間、凝血時間	檢測凝血功能是否正常
	血型確定檢驗（ABO及Rh）	確定血型
肝機能	鹼性磷酸鋂、GOT、GPT、r-GT、總蛋白、白蛋白、直接膽紅素、總膽紅素	檢測營養狀況、檢測肝臟、膽道是否正常、是否有酒精性肝炎
腎機能	肌酸酐、尿酸、尿素氮	腎衰竭、腎障礙及痛風等的檢查
肝炎篩檢	B型肝炎表面抗原	檢測有無B型肝炎感染
	B型肝炎表面抗體	檢測有無B型肝炎抗體產生
	C型肝炎抗體	檢測有無C型肝炎感染
血糖測定	飯前血糖	檢測血糖高低、糖尿病因子
	飯後2小時血糖測定	

項目	細項名稱	臨床意義
血脂肪	膽固醇、三酸甘油脂 高密度脂蛋白	血管硬化及心肌梗塞因子
梅毒檢查	梅毒血清檢查（STS）、愛滋病篩檢（AIDS）	是否感染梅毒、愛滋病
電解質	鈉、鉀、氯、鈣、磷	腹瀉、內分泌失調之檢查
甲狀腺	甲狀腺素(free T4)	甲狀腺功能是否正常，有無亢進
尿液檢查	一般例行檢查、尿沉渣顯微鏡檢查	尿道感染、糖尿病、尿蛋白
糞便檢查	潛血反應檢查、顯微鏡檢查：紅血球、白血球、寄生蟲卵	胃腸道出血、腸癌篩檢及寄生蟲感染
防癌篩檢	子宮頸抹片檢查(女性)、卵巢腫瘤標記	子宮頸癌症之篩檢
	胎兒蛋白(AFP)	檢測肝癌的標記
	癌胚抗原(CEA)	檢測大腸癌的標記
	前列腺特殊抗原(PSA)(男性)	男性前列腺癌的標記
	CA125(女性)	女性生殖器癌的標記
	CA153(女性)	乳癌之篩檢
胃腸道檢查	胃鏡(或上腸胃道攝影)	有無潰瘍、息肉、糜爛等異常變化

項目	細項名稱	臨床意義
	腹部超音波	肝、膽、腎、胰及脾臟器官之檢查
	乙狀結腸鏡	乙狀結腸有無息肉、腫瘤
X光檢查	胸部X光	檢測有無心臟肥大、肺癌、肺結核
	腹部X光	檢測有無泌尿道結石、腸阻塞、脊椎骨刺
	頸椎X光	頸腰間椎有無骨刺形成或退化情形
	腰間椎X光	
	骨密度測定	骨質流失、骨質疏鬆程度之測定
心臟內科	靜式心電圖	檢測心臟有無缺氧或心律不整
胸腔科	肺功能檢查	檢測肺活量、呼吸功能是否正常
耳鼻喉科	耳鼻喉科會診	耳、鼻、咽、喉有無病變
牙科	牙科會診	有無蛀牙、牙周病、牙結石
眼科	眼科會診及視力、眼底、細隙燈檢查、眼壓測定	視力有無正常,眼睛有無病變

項目	細項名稱	臨床意義
泌尿科	泌尿科會診(男性)	有無前列腺肥大及泌尿系統問題
婦科	婦科會診(女性)	有無婦科疾病、更年期障礙
外科	女性乳房及盤腔檢查(X光、超音波)、乳癌腫瘤標記	檢測女性乳房有無腫塊異常
皮膚科	皮膚科會診	皮膚外觀有無異常變化
骨科	骨科會診	檢測骨骼、關節損傷及病變
家醫科	問診、理學檢查及總評	家醫科醫師為您做身體初步評估、衛教諮詢與建議

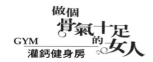

Health Note

記錄你的健康狀況

1-2
骨質疏鬆危險因子評分表

基本資料：

姓名：＿＿＿＿＿＿＿＿＿

年齡：＿＿＿＿＿　性別：□ 男　□女　停經否：是□　否□

病史：＿＿＿＿＿＿＿＿＿＿＿＿＿＿＿＿＿＿＿＿＿

＿＿＿＿＿＿＿＿＿＿＿＿＿＿＿＿＿＿＿＿＿＿＿

＿＿＿＿＿＿＿＿＿＿＿＿＿＿＿＿＿＿＿＿＿

	是	否	不詳
1.你是否患有下列疾病			
副甲狀腺功能亢進	□	□	□
庫斯氏疾病	□	□	□
多發性骨髓炎	□	□	□
甲狀腺功能亢進	□	□	□
多鈣尿	□	□	□

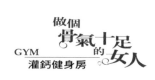

	是	否	不詳
慢性腎臟病	☐	☐	☐
胃切除手術	☐	☐	☐
腸胃吸收不良症候群	☐	☐	☐
慢性肝臟病	☐	☐	☐
骨質形成不良病	☐	☐	☐
性腺發育不良症	☐	☐	☐
無經期	☐	☐	☐
糖尿病	☐	☐	☐
類風濕性關節炎	☐	☐	☐
慢性阻塞性肺病	☐	☐	☐
惡性腫瘤	☐	☐	☐
體重太輕、太瘦	☐	☐	☐
半身癱瘓／四肢癱瘓／長期臥床	☐	☐	☐

	是	否	不詳
2.你是否長期服用下列藥物			
抗癲癇藥物	☐	☐	☐
類固醇藥物	☐	☐	☐
抗凝血劑	☐	☐	☐
過量之甲狀腺荷爾蒙	☐	☐	☐
3.你是否有飲食生活習慣異常			
抽菸	☐	☐	☐
飲酒過量	☐	☐	☐
過量喝咖啡之習慣	☐	☐	☐
不喜歡運動	☐	☐	☐
鈣質攝取太少	☐	☐	☐
蛋白質攝取過量	☐	☐	☐

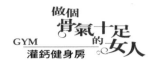

| | 是 | 否 | 不詳 |

4.你最近曾否做過：

血液生化檢查   □   □   □

檢查日期為＿＿＿年＿＿＿月＿＿＿日

血中鈣濃度＿＿＿＿＿＿＿＿＿＿＿＿＿＿＿＿＿＿

血中磷酸鹽濃度＿＿＿＿＿＿＿＿＿＿＿＿＿＿＿＿

血中鹼性磷酸酶之活性＿＿＿＿＿＿＿＿＿＿＿＿

5.你最近曾否做過：

骨質密度檢查（雙能量X射線吸收儀） □   □   □

檢查日期為＿＿＿年＿＿＿月＿＿＿日

檢查結果為＿＿＿＿＿＿＿＿＿＿＿＿＿＿＿＿＿＿＿＿

6.你是否曾經患有脊椎骨之壓迫性骨折   □   □   □

7.你是否經常有腰酸背痛之情形   □   □   □

8.你是否經常會跌倒   □   □   □

9.你是否有視力減退、視覺模糊之情形　　☐　☐　☐

10.你是否有聽力減退之情形　　　　　　　☐　☐　☐

11.你是否有眩暈之情形　　　　　　　　　☐　☐　☐

12.你是否有頸椎骨刺壓迫神經之疾病　　　☐　☐　☐

13.你是否有手腳發麻之情形　　　　　　　☐　☐　☐

14.你是否有腳底疼痛之疾病　　　　　　　☐　☐　☐

15.你是否有體位性低血壓造成頭暈之情形 ☐　☐　☐

16.你是否正在服用鎮靜劑、抗憂鬱藥物、

　　降高血壓藥物、抗心律不整藥物、利尿

　　劑等　　　　　　　　　　　　　　　　☐　☐　☐

【註解】

1. 此表設計用意，為醫師欲了解造成骨質疏鬆的真正原因，婦女
   是否因停經而造成骨質流失，或是由其他因素所造成，從中過
   濾可能的因子。

2. 若婦女骨質疏鬆的主因是由停經而造成，使用藥物治療，並配
   合足夠的鈣質、營養攝取、正確的運動方式，骨質疏鬆的情形
   可明顯改善。

3. 若是因其他疾病導致骨質流失，則應先治療該項疾病，待痊癒後再檢視其骨骼狀態，診斷是否需接受藥物治療，或搭配運動、飲食方式。

4. 若是因長期服用某些藥物（如：抗癲癇藥物）而導致骨質流失，則應由該科醫師診斷是否有其他藥物可供替代。

1-3
檢測自己的骨質指數

骨 質密度檢測是將自己的骨質狀
況，與年輕正常成年人的骨質標準作
比較，得出的數值即為骨質指數，可
判定是否已罹患骨質疏鬆症。

測量的方式

一般在身體骨質流失30～35％以上時，才可由X
光片診斷出骨質疏鬆，在應用上較不實際，而骨質密
度如果能夠精確量化，較能廣泛而實用地篩檢骨質疏
鬆症患者，目前有許多測量方法，如單光子吸收儀、
雙光子吸收儀、量化電腦斷層、雙能量X射線吸收儀
及超音波等，其中雙能量X射線吸收儀因具備低輻射

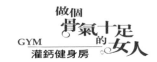

暴露、容易操作、價格合理及精確性高等特性，是目前大型教學醫院用來測定骨質密度的方法。

　　一位患者接受雙能量X射線吸收儀檢查，只需30秒至2分鐘即可測出骨密度，其放射劑量為10豪雷得（millirads），相當於胸部X光檢查時放射劑量的1/6，且有99％精確性及97％正確性。

需使用雙能量X射線吸收儀的情況

　　1. 某些正在停經或停經後婦女，同時併發骨質疏鬆或骨折的高危險群。

　　2. 骨質流失（Osteopenia）同時併有明顯骨質快速流失的患者，如服用類固醇導致骨質流失、運動導致的無經期、飲食障礙，或因病長時間臥床的患者。

　　3. 骨鬆患者追蹤治療。

　　4. 性荷爾蒙缺乏的患者。

目前，國內中央健康保險局規定，停經後婦女在沒有外傷情況下，脊椎壓迫性骨折才得以接受骨質密度（雙能量X射線吸收儀）檢查。

數值解讀

骨質密度檢測（Bone Mineral Density Study）是以年輕正常成年人的骨質標準作比較，以統計學上所謂的標準差（SD）作單位。當相當質量的骨質流失，骨密度的測量值已降至較正常值低的時候（小於年輕正常成年人的標準值達1～2.5個標準差），即所謂骨質流失。

骨質狀況	骨密度測量值（T-Score）
骨質正常	T > -1
骨質流失	-1 ≧ T > -2.5
骨質疏鬆	T ≦ -2.5

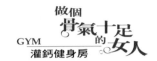

做個骨氣十足的女人
GYM 灌鈣健身房

當更多的骨質流失，骨骼的正常結構已經被破壞
了，這時骨密度已經小於年輕正常成年人的標準達2.5
個標準差（SD）以上，即確定有骨質疏鬆症。

1-4
運動有助康復

適度的運動可強化肌肉，增進身體的平衡感，進而保護骨骼，減緩骨質流失的速度，達到預防骨質疏鬆症的效果。

當我們身體長時間不活動時，骨質將會迅速流失；而如果做機械式的負重運動，不但使肌肉強化，骨密度也隨之增加，一般認為負重運動會刺激身體生長荷爾蒙分泌增加。近年來發現，停經後婦女在規律運動一年後其脊椎骨質密度增加5％，若接下來的一年

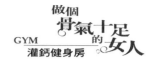

停止運動訓練，回復其原來不喜好運動的生活方式，脊椎骨密度減少4%，所以運動對於停經後婦女的骨質密度，有著正面的影響。

運動的助益與效果

曾經以女大學生進行跑步及舉重訓練，持續8個月後，發現脊椎骨密度有意義增加，髖關節處骨密度卻沒有改變，然而也有研究證實，規律運動雖不會改變髖關節處密度，但可減少髖關節處骨折危險，所以跑步（耐力訓練）及舉重（重量訓練）這兩種運動方式皆會對脊椎骨密度有增加效果。

如果停經後婦女，同時做有氧耐力訓練及肌力重量訓練一段時間，會使上肢橈骨（前臂）骨密度及身體鈣質增加，其中，有氧訓練會使脊椎骨密度增加，但背肌肌力訓練卻沒有，這說明有氧耐力訓練（如跑

步）對脊椎產生機械式負重，骨密度會增加，而背肌

肌力訓練，並不會對脊椎產生負重壓力，因此不會造

成骨密度改變。

每日補充鈣質　運動效果加倍

　　如果是停經後婦女，同時鈣的攝取量又不足，運

動是否可增加髖關節處的骨密度？由實驗結果證實是

不會的，除非同時補充每日鈣質攝取，運動加上鈣質

補充，對於減少橈骨（遠端）骨質流失是比單項運動

來得有效，因此，在運動時，補充鈣質攝取是可以加

強運動增加骨密度的效果。

　　一般而言，只要有氧運動及肌力訓練達到足夠的

運動強度，不管是年輕或年長者皆會達到骨密度增加

的效果，這種效果在身體承載重量處最明顯，至於這

種骨質增加效果，是否因運動時刺激生長荷爾蒙分泌

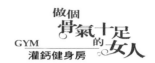

或其他因素而產生，有待進一步證實。

運動治療是骨鬆患者復健治療中的重要項目，本書內容介紹的運動是依患者體適能狀況及預測骨折傾向量身訂做，根據患者骨質密度及危險因子分成三個類別，定出運動類型、運動方式、運動強度頻率及每次運動時間，其目的在增加肌力，加強身體柔軟度，改善心肺功能，促進身體平衡，以預防跌倒造成骨折及減緩骨質流失。

5項運動中注意事項

當你開始進入治療運動時，必須要了解下列運動特性：

Attention
1
專屬性：在骨質正常時，運動方式須在最易引起骨折部位處加以負荷壓力，才能加強骨質效果。如果患者骨密度很低，隨時都有可

能因微小撞擊導致骨折，此時運動方式則在強調訓練平衡感及柔軟度，且肌力訓練必須在穿有背架情況下進行，較為安全，避免任何脊椎彎曲動作，以防引起脊椎骨骨折。

例如：髖關節阻力性運動（如：在水中橫行、身體仰躺於水面雙腳往下踢踩）可加強骨股大轉子及大轉子間骨質密度，因為此種阻力性運動負荷，集中在這兩處肌肉附著處，對於股骨頸則沒有增加骨密度效果（因無肌肉附著在股骨頸），然而想要利用運動達到骨質增加效果，並不適用於所有骨鬆患者，尤其是年長者，可能同時有骨質疏鬆、肌力減退及平衡功能缺損，其中肌力喪失可藉運動加強，待肌力加強後，自然就可以減少及預防肌肉無力伴隨的跌倒骨折，因此運

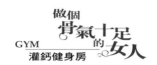

動治療的目標，有的是在加強骨質密度，而有的則在加強肌力，以預防跌倒骨折。

Attention 2

漸進性：開始規律運動3～6個月後，骨質密度、肌力、柔軟度及平衡功能都增加，同時身體其他系統組織也跟著改善，若想使這運動效果更加進步，就必須增加運動強度（例如增強阻力大小或增加負荷重量），才會使運動效果更加擴大。

Attention 3

返回性：若在運動一段時間後停止運動，原先訓練使骨質密度、肌力及耐力增加的效果，將在短時間內降回原來未做運動訓練前的水平。

Attention 4

運動的起始狀況：任何一項運動強度，對身體狀況原就較差者，其進步空間較大，反之亦然。

Attention
5
極限性：當運動訓練導致身體功能進步至一定水平後，即使再增加運動強度，其功能進步有限，但持續的運動訓練，可以維持一定的水平。

運動治療的目標

【短期目標】

1. 患者衛教：讓患者了解骨質疏鬆是進行性疾病，若不加以治療會造成嚴重殘障。

2. 教導如何保持正確姿勢（Sport 8-1～8-5）包括工作時坐姿、站姿、睡眠姿勢、搬提重物及開車等正確姿勢。

3. 增強肌力、心肺耐力及身體平衡功能。

【長期目標】藉著保持適當營養、維持肌力、耐力、脊柱背架支撐保護、疼痛處理、心理支持等，以預防跌倒造成骨折。

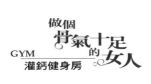

做個
骨氣十足的女人
GYM
灌鈣健身房

Health Note

記錄你的健康狀況

1-5
評估自己的運動方式

依據骨質密度的狀況,選擇最適合自己運動的方式,不僅可減緩骨質流失的速度,也可避免運動傷害。

太極拳運動

太極拳是一種中國傳統武術,柔和的動作,配合腹式呼吸(吸氣時小腹漲起、吐氣時小腹內縮),具有低衝擊力、非接觸性、運動量穩定的特性,是適合中老年人的一種心肺耐力訓練運動。

太極拳在練習時,包括暖身運動10~20分鐘,練

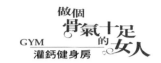

拳20～30分鐘，緩和運動5～10分鐘。中老年骨鬆患者，因同時發生下肢退化性關節炎的比例較高，在練拳時，應採用高椿步以減少下肢關節的壓力及疼痛。

根據文獻報告，太極拳運動可促進心肺功能、肌耐力、柔軟度及平衡功能，這對骨鬆患者而言，大大地減少因上述功能缺失導致跌倒、骨折的發生率。此外，練習太極拳，可以降低血壓及血脂肪，改善內分泌和免疫功能，降低焦慮、緊張、憂鬱和情緒障礙，一般運動常受制於場地及裝備，而太極拳運動則無此顧慮且不受時間約束，運動傷害很少發生，頗適合中老年骨鬆患者練習，本書較建議骨質流失患者或骨質較正常的中老年人練習。

水中運動

水具有黏滯性，當骨鬆患者有平衡功能缺損時，

在水療池中，可藉此種黏滯性提供良好的支撐保護，另外，水具有浮力，使體重在水中可減少1/3左右，下肢關節承受的壓力大為減輕，對關節的傷害也減至最低。水療池水溫一般維持在30～37℃，會產生熱療效應，使皮下結締組織、肌肉韌帶放鬆，對較緊關節產生拉筋效果，促進身體柔軟度及姿勢矯正的效果。

藉著水的浮力及壓力，可做一些肌力訓練，例如：在做下肢肌力加強的運動訓練，當運動的方向與向上之浮力平行（站立於水中，腳往上抬起），產生輔助性肌力訓練的效果，當骨鬆患者同時有肌肉萎縮、肌力不足時，適合採用此種運動方式，另外，當運動肢體方向與浮力方向相反（身體仰躺於水面，雙腳往下踢踩）時，產生阻力性肌肉訓練的效果。

治療性游泳池中通常裝有練習行走的平行桿設備，對骨鬆患者其下肢肌力不佳，同時罹患關節炎

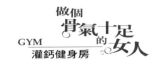

者，提供有效、安全的訓練模式。在平地上無法執行
的運動訓練，在水療池中卻可以做到，對骨質流失及
骨鬆患者是極為實用有效的運動方式。

　　水療池室溫通常較其他治療區高，水療室內通風
需良好，以防止牆壁、地板及設備表面造成濕氣聚
集，一般若室內通風不良，太潮濕或室溫太高，易導
致身體表面散熱功能不良，體溫上升。

　　中老年人常併存高血壓及心臟病，在做水療時，
較高的水溫會導致周邊皮下血管擴張，而使返回心臟
的血流量降低，易造成昏倒或心血管疾病發作，需特
別小心。

避免運動傷害

　　一般不當用力或過度重複使用某一群肌肉，容易
造成肌腱炎或關節扭傷，在急性期一定要冰敷、休

息、壓擠與抬高患側，三天後才可熱敷，有些老年人
已患有關節炎，其運動方式最好採坐姿；頸腰椎退化
或心臟病患者，運動時最好避免憋氣，通常骨鬆患者
應採低衝擊性、強度低及簡單、重複性高、間斷的方
式，以避免運動傷害。

16項居家安全防護事項

骨鬆本身沒有症狀，除非是肢體發
生骨折時，骨鬆併發骨折的患者，多半是因為居家安
全防護沒有留意，一旦跌倒，就造成肢體骨折，所
以，骨鬆患者對於居家安全防護必須了解。

**地板：高度清潔光滑或潮濕表面，皆易
引起滑倒。**

【建議方案】浴室使用防滑瓷磚，鄰接澡

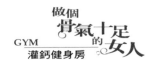

盆、水槽、馬桶的地面，使用防滑沾黏細長條帶，或是使用室內、外連接地毯；近廚房水槽邊，使用防滑地板墊以避免地板濕滑；另避免使用含打蠟功效產品清潔地板。

地毯：粗絨毛地毯，及地毯邊緣容易絆倒。

【建議方案】使用細絨毛地毯。

浴室內踏足墊或踏足毯：當足踏至其上易於滑動。

【建議方案】踏足墊或踏足毯背面防滑處理，或以雙面黏膠帶固定背面於地板，以防滑動。

燈光：亮度不夠或昏暗易掩蔽危險。

【建議方案】在樓梯、浴室及臥室等，增加照明設備。

眩光：無燈罩電燈泡，或是強光（如陽光）在地板的反光，易造成視覺干擾。

【建議方案】使用極化玻璃窗戶，或在窗戶裝飾有色彩的條帶，可減輕眩光，又不需使燈光亮度降低，也可改變燈源位置來減少眩光。

樓梯：燈光亮度不足易導致絆滑。

【建議方案】樓梯上層與下層皆設開關裝置，或在樓梯各階梯裝置夜燈，提供踏階之方便，也可在每個階梯外緣黏上有顏色的防滑貼帶，此外，階梯高度不宜超過15公分。

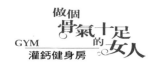

手扶把：缺少或不正確的手扶把，無法提供身體平衡穩定的支撐。

【建議方案】離牆面2.5～5公分處，安裝圓柱型扶把。

水槽緣及毛巾架：不穩的毛巾架或濕滑的水槽緣，無法提供安全支撐。

【建議方案】重新安裝防滑穩固的毛巾架及水槽緣以防濕滑處理。

馬桶座：座位太低易造成骨質疏鬆患者移位時滑倒。

【建議方案】使用馬桶增高器座椅，並在馬桶旁加裝握把，提供支撐。

澡盆及淋浴地板：表面濕滑易造成滑倒。

【建議方案】於澡盆中放置防滑橡皮條或吸盤式墊子，也可在澡盆內及周圍或淋浴間加裝握把，對於平衡能力較差者，建議使用淋浴椅和轉動手握式蓮蓬頭。

床的高度：通常因床的高度不適當，造成移位時跌倒。

【建議方案】最理想高度為床墊頂端至地板保持46公分左右距離。

 軟式床墊：坐姿平衡差，易導致由床上滑下。

【建議方案】床墊周圍硬度應適宜，以支撐患者在床邊坐穩。

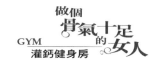

Point 13

椅子高度：椅面高度太低，易跌倒。

【建議方案】椅面緣至地板高度最適宜為

36～40公分，椅上手靠高度（手靠至椅

面距離）最好為18公分。

Point 14

置物架高度：太高或太低，須掂起足跟

或彎腰的姿勢取物，易失去平衡跌倒。

【建議方案】將廚房或衣櫥常用的物品，

放置最易取得的高度，以避免身體過度彎曲或掂腳，

也可使用長柄取物器。

Point 15

清楚的標示儀表板：不清楚的標示盤易

造成瓦斯關閉困難，瓦斯一旦外洩會造

成身體缺氧跌倒。

保持適當室溫：室溫低，造成體溫降低，易導致關節僵硬、協調性變差，以致跌倒。

【建議方案】冬天室內溫度宜保持在22～23℃間。

 其他：

（1）不要在沒有地毯覆蓋的地板上，穿著襪子或無背的拖鞋行走。

（2）不要穿容易絆倒你的長大衣、洋裝、睡袍或浴袍。

（3）起床時，慢慢下床，並在床緣坐一會，沒有頭暈不適情形時，再站起來。

灌鈣健身房

做個骨氣十足的女人

【讀者服務回函】

親愛的讀者：

　　董氏基金會向來本著真誠、紮實的態度，從事各項預防宣導工作。對於各種書籍的出版，也是源於此種態度，每本書籍都是我們的用心經營，期望透過完整的資料呈現，提供讀者最多的收穫。

　　非常感謝您購買本書，請您不吝指教，提供寶貴的意見，督促我們有更好的表現。只要您填妥本卡各項問題，寄回董氏基金會（免貼郵票），我們將提供您免費試閱一期《大家健康》雜誌。

購書地點：□＿＿＿＿＿＿市／縣＿＿＿＿＿＿書店 □郵購 □其他

您的年齡：□20歲以下 □21歲～30歲 □31歲～40歲 □41歲～50歲 □51歲以上

您的性別：□男 □女

教育程度：□高中以下(含高中) □大學／專科 □碩士以上

您的職業：□銷售業 □資訊業 □家管 □藝文業 □學生 □軍公教 □自由業
　　　　　□服務業 □服務業 □廣告創意 □傳播媒體 □其他

職　位　別：□負責人 □高階主管 □中級主管 □一般職員 □專業人員 □SOHO族

1.您覺得本書的內容對您來說
　□非常有閱讀價值 □有閱讀價值 □沒感覺 □無閱讀價值

2.您覺得本書的呈現方式（編排方式）
　□很好 □不錯 □普通 □不好 □極差

3.您如何獲知本書訊息
　□書店 □演講 □報章雜誌或廣播的推薦＿＿＿＿＿＿＿＿＿＿
　□親友介紹 □網路媒體＿＿＿＿＿＿　□其他＿＿＿＿＿＿＿＿

4.您購買本書的動機(可複選)
　□關心這個議題 □內容符合需要 □被書名吸引 □被封面吸引
　□朋友推薦 □專題介紹 □欣賞作者 □其他＿＿＿＿＿＿＿＿＿

5.整體而言，您對本書
　1.□非常滿意 2.□還算滿意 3.□不太滿意 4.□非常不滿意
　5.□不知道／無意見

6.看完本書，您感到最有收穫的部分是

董氏基金會關心您。
電話：(02)27766133　　傳真：(02)27522455　　http//：www.jtf.org.tw

105
台北市復興北路57號12樓之3

財團法人董氏基金會　　收

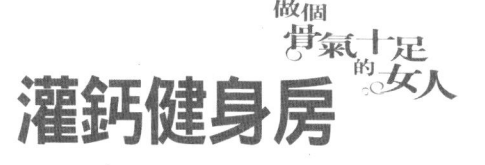

灌鈣健身房

做個
骨氣十足
的女人

您的資料

姓　　名：　　　　　　　　　　性別：□男　□女

出生日期：　　　　　　　　　　職業：

聯絡電話：(　　　　　)

聯絡住址：□□□

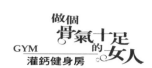

Health Note

記錄你的健康狀況

1-6
我該選擇什麼樣的運動

本書把運動分為三類，例如：骨密度檢查，T值介於正常與-1SD（標準差）之間，適合第一類運動內容及方式；若T值在-1～-2.5SD，稱為骨質流失期，宜採第二類運動；若T值在-2.5SD以下，稱為骨質疏鬆，醫師建議第三類運動方式較為適合。一般而論，骨鬆患者所做的運動，強度宜較低，如此可避免不必要的傷害。

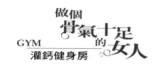

本書建議運動復健方式，如下：

1 第一類

Type 1 **拉筋運動：**上背、肩及胸肌的伸展拉筋運動。（如Sport1-1及Sport1-2）

Type 2 **背肌伸展肌力加強運動：**開始—俯臥或坐在椅子上進行（如Sport2-1及Sport2-2），可在阻力器械上進行（如Sport2-3及Sport2-4），但需由專業人員先行示範（如Sport2-1、Sport2-2、Sport2-3、Sport2-4）。每週做3～5次運動（器械式），或是每天在家做。

Type 3 **腹肌肌力加強運動：**仰臥、雙膝彎曲、雙腿舉起使髖關節及膝關節皆維持在90°之彎曲，回復原來雙膝彎曲置於床墊的姿勢（如Sport3-

1），或於雙腿放下時，雙腿保持伸直姿勢置於床墊（如Sport3-2），保持背部在整個運動過程中，平貼於床墊。

Type *4* **上肢肌力加強運動**：使用2～4磅重量啞鈴（如Sport4-1、Sport4-2、Sport4-3）或中強度阻力的橡皮帶，做上肢肌力訓練（如Sport4-4）或伏地挺身運動（如Sport4-5）。

Type *5* **承重及下肢肌力訓練**：走、慢跑、跑。低衝擊性（表二）或踏階式有氧運動（如Sport5-1），每週3～5次，每次30分鐘。雙腿進行阻力器械性運動（如Sport5-2）。

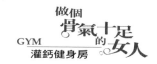

Type **6**　**平衡訓練及移位技巧：**單腳站立維持30秒以上，身體保持平衡預防跌倒。

Type **7**　**正確舉重技巧：**所有重量物體抬舉時，須使物體靠近身體，用腿的力量舉起，而非背部，另要避免脊椎彎曲（如Sport7-1、Sport7-2）。

Type **8**　**姿勢矯正：**自我矯正—平背運動—下肢拉筋伸展，下巴往內，肩帶挺胸。靜態及動態的正確姿勢。

＊靜態及動態的正確姿勢，請參閱（如Sport8-1、Sport8-2、Sport8-3、Sport8-4、Sport8-5）

＊低衝擊式有氧運動，請參閱（表二）。

表二　衝擊式有氧運動方式

高衝擊式有氧運動方式	低衝擊式有氧運動方式
慢跑／跑	走路
籃球／排球	騎腳踏車
跳躍之運動	游泳／水中活動
跳繩	划船
有氧舞蹈（激烈式）	爬階梯
羽毛球	有氧舞蹈（緩和式）
網球	

2 第二類

Type
1
　拉筋運動：上背、肩及胸肌的伸展拉筋運動。（如Sport1-1及Sport1-2）

Type 2 背肌伸展肌力加強運動：開始─坐在椅子上，可進行到俯臥的姿勢，可進階在阻力器械上進行，但需由專業人員先行示範及從旁指導（如Sport2-1、Sport2-2、Sport2-3、Sport2-4），阻力要緩緩增加。可當作每天例行運動或每週在阻力器械上做3～5次運動。

Type 3 腹肌肌力加強運動：仰臥──一腿曲膝置於床墊上，一腿伸直抬起離床墊10公分，維持10秒鐘後，放下休息5～10秒，重複15次。也可採用坐姿或站姿，收縮腹部肌肉往內及骨盆會陰的肌肉。

Type 4 上肢肌力加強運動：1～2磅重量啞鈴（如Sport4-1、Sport4-2、Sport4-3）或中等強度阻力的橡皮帶做上肢肌力訓練（如Sport4-4）。也可以推

牆運動（如Sport4-6），強化上肢肌力。或採黏土給予
手部阻力的運動訓練（如Sport4-7、Sport4-8）。

Type 5 **承重及下肢肌力訓練：**游泳池水療（每週1～
2次）（如Sport5-3）。平地行走（每天30分
鐘）。低衝擊性（表二）或踏階式有氧運動（如Sport5-
1），每週3～5次，每次30分鐘。股四頭肌運動及足踝
壓擠運動（如Sport5-4）。太極拳運動。

Type 6 **平衡訓練及移位技巧：**單腳站立維持30秒以
上，身體保持平衡預防跌倒。（需在適當的
行走輔助器械下）（如Sport6-1）進行步態訓練。教導
正確的移位技巧。

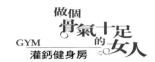

Type 7 **正確舉重技巧：**所有重量物體抬舉時，須使物體靠近身體，用腿的力量舉起，而非背部，另要避免脊椎彎曲（如Sport7-1、Sport7-2）（惟重量超過10磅要特別小心）。

Type 8 **姿勢矯正：**自我矯正—平背運動—下肢拉筋伸展，下巴往內，肩帶挺胸。靜態及動態的正確姿勢。（用護腰或姿勢訓練支撐帶較佳）

＊靜態及動態的正確姿勢，請參閱（如Sport8-1、Sport8-2、Sport8-3、Sport8-4、Sport8-5）

＊低衝擊式有氧運動，請參閱（表二）。

3 第三類

Type 1 拉筋運動：上背、肩及胸肌的伸展拉筋運動。（如Sport1-1及Sport1-2）

Type 2 背肌伸展肌力加強運動：需由專業人員示範，可進階至輕微阻力及緩慢漸進方式，須有專業人員從旁指導。（如Sport2-1、Sport2-2、Sport2-3、Sport2-4）可作為每天例行運動。

Type 3 腹肌肌力加強運動：採用坐姿或站姿，收縮腹部及骨盆肌肉連續30秒後，休息5～10秒，重複15次。若無心肺疾病或高血壓，可採用仰臥姿勢，依上述方式運動（如Sport3-3、Sport3-4）。

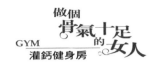

Type 4 上肢肌力加強運動：做上肢肌力訓練，採輔助性關節活動，逐步進展至中等強度阻力的橡皮帶（如Sport4-4）。監控指導下，採用阻力棒棍，訓練上肢肌力（如Sport4-9）。也可採用黏土給予手部阻力的運動訓練（如Sport4-7、Sport4-8）。

Type 5 承重及下肢肌力訓練：游泳池中水療（每週1～2次）（如Sport5-3）。平地行走（每天30分鐘），低衝擊性或踏階式有氧運動每週3～5次，每次30分鐘。股四頭肌運動及足踝壓擠運動（如Sport5-4）。

Type 6 平衡訓練及移位技巧：單腳站立維持15秒以上，身體保持平衡預防跌倒。步態訓練，須在適當之行走輔助器械下操作。監控移位動作的安全

性，例如：由床—椅—馬桶—澡盆之動作。

Type 7 **正確舉重技巧：**所有重量物體抬舉時，須使物體靠近身體，用腿的力量舉起，而非背部，另要避免脊椎彎曲（如Sport7-1、Sport7-2）。（惟重量要小於10磅）

Type 8 **姿勢矯正：**自我矯正—平背運動—下肢拉筋伸展，下巴往內，肩帶挺胸。靜態及動態的正確姿勢。（但可能需要在穿戴背架或身體包覆的背架下進行）。

＊靜態及動態的正確姿勢，請參閱（如Sport8-1、Sport8-2、Sport8-3、Sport8-4、Sport8-5）

＊低衝擊式有氧運動，請參閱（表二）。

強健骨質健身操

CHAPTER 2

1 拉筋運動

1 WARDMATE

2 WARDMATE

3 WARDMATE

第一、二、三類皆適用

上背、肩及胸肌的
　　　伸展拉筋運動。
（Sport1-1及Sport1-2）

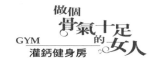
Sport1-1

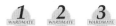

胸大肌拉筋運動

【準備姿勢】仰躺、雙膝彎曲，雙手平放墊
上。

【動　　作】肩外展，兩手置於頭後維持30
秒，可漸增加至1分鐘，休息5
～10秒。

【重複次數】15次

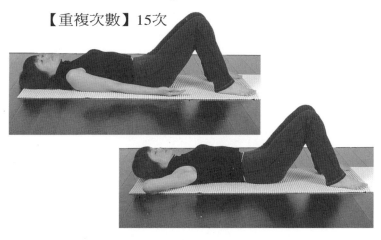

Sport1-2
胸大肌拉筋運動併背部伸展運動

【準備姿勢】坐姿，兩手置於頸後。

【動　　作】吸氣、同時手臂往後伸展，維持30秒，可漸增加至1分鐘，休息5～10秒。

【重複次數】15次

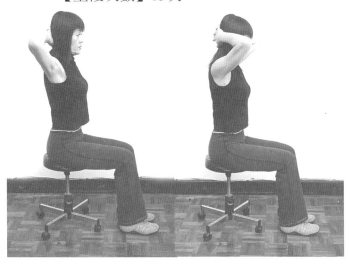

2 背肌伸展肌力加強運動

1 WARDMATE

第一類
開始─俯臥或坐在椅子上進行（Sport2-1
及Sport2-2），可在阻力器械上進行
（Sport2-3及Sport2-4），但需由專業人員先行示範
（Sport2-1、Sport2-2、Sport2-3、Sport2-4）。每週做3
～5次運動（器械式），或是每天在家做。

2 WARDMATE

第二類
開始─坐在椅子上，可進行到俯臥的姿
勢，可進階在阻力器械上進行，但需由專
業人員先行示範及從旁指導（Sport2-1、Sport2-2、
Sport2-3、Sport2-4），阻力要緩緩增加。可當作每天例
行運動或每週在阻力器械上做3～5次運動。

第三類

需由專業人員示範，可進階至輕微阻力及

緩慢漸進方式，須有專業人員從旁指導。

（Sport2-1、Sport2-2、Sport2-3、Sport2-4）可作為每

天例行運動。

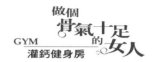

Sport2-1

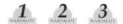

背部伸展肌力加強運動

【準備姿勢】坐於椅上，雙肘彎曲置於身體
　　　　　　兩側。

【動　　作】挺胸、雙肩往後伸，維持30秒
　　　　　　（或1分鐘），休息5～10秒。

【重複次數】15次

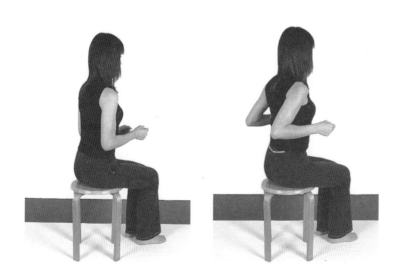

Sport2-2

1 WARDMATE 2 WARDMATE 3 WARDMATE

背部伸展肌力加強運動

【準備姿勢】俯臥、腹部墊一枕頭。

【動　　作】頭部抬起10公分左右，維持30
秒，休息5～10秒。

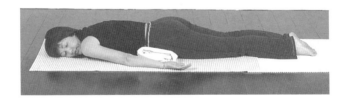

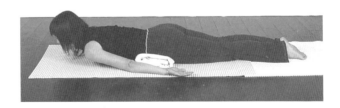

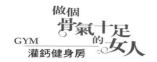

Sport2-3

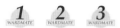

背部伸展肌力加強運動

【準備姿勢】同Sport2-2，但在背部增加一沙
　　　　　　袋。

【動　　作】頭部抬起約10公分，維持30
　　　　　　秒，休息5～10秒。

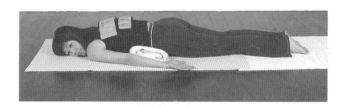

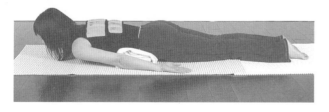

Sport2-4

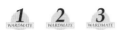

背肌伸展及臀大肌肌力加強運動

【準備姿勢】手腳撐身體於墊上,背部置一
沙袋。

【動　　作】舉起一腿,並保持髖關節伸展
及膝關節彎曲90°,維持數秒
後,再休息數秒。

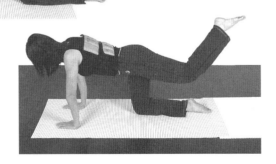

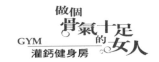
3 腹肌肌力加強運動

1
WARDMATE

第一類

仰臥、雙膝彎曲、雙腿舉起使髖關節及膝關節皆維持在90°之彎曲，回復原來雙膝彎曲置於床墊的姿勢（Sport3-1），或於雙腿放下時，雙腿保持伸直姿勢置於床墊（Sport3-2），保持背部在整個運動過程中，平貼於床墊。

2
WARDMATE

第二類

仰臥、一腿曲膝置於床墊上，一腿伸直抬起離床墊10公分，維持10秒鐘後，放下休息5～10秒，重複15次。也可採用坐姿或站姿，收縮腹部肌肉往內及骨盆會陰的肌肉。

3
WARDMATE

第三類

採用坐姿或站姿,收縮腹部及骨盆肌肉連續30秒後,休息5～10秒,重複15次。若無心肺疾病或高血壓,可採用仰臥姿勢,依上述方式運動(Sport3-3、Sport3-4)。

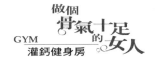

Sport3-1

腹肌加強運動

【準備姿勢】仰躺、兩膝彎曲。

【動　　作】一腿抬起，並維持髖關節及膝
　　　　　　關節彎曲90°，維持30秒後，
　　　　　　回復原來姿勢。

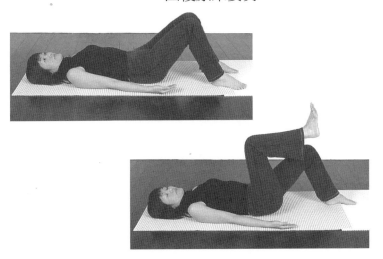

Sport3-2

腹肌加強運動

【準備姿勢】仰躺、兩膝彎曲。

【動　　作】一腿抬起，維持髖關節及膝關
　　　　　　節彎曲90°，約30秒後，回復
　　　　　　原來姿勢，並將兩腿伸直。

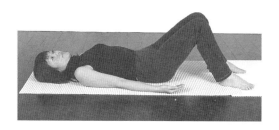

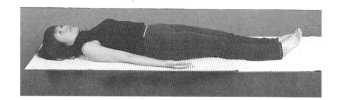

Sport3-3

腹肌加強運動

【準備姿勢】仰躺、兩膝彎曲，雙手平放身
　　　　　　體兩側。

【動　　作】把頭抬高10公分左右，維持30
　　　　　　秒後，緩慢把頭放在床墊上，
　　　　　　休息5～10秒。

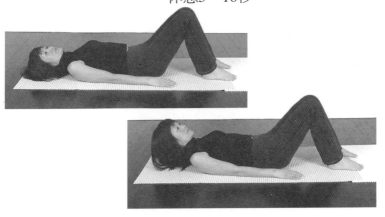

Sport3-4

腹肌加強運動

3
WARDMATE

【準備姿勢】仰躺、兩腿伸直、雙手置於腰
椎處。

【動　　作】同時抬起兩腿,離床墊10公分
左右,維持30秒後,再回復原
來姿勢,休息5～10秒。

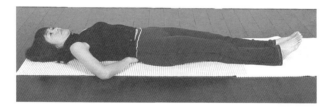

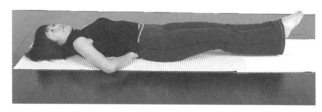

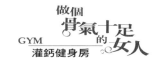
4 上肢肌力加強運動

1 WARDMATE

第一類
使用2～4磅重量啞鈴（如Sport4-1、
Sport4-2、Sport4-3）或中強度阻力的橡
皮帶，做上肢肌力訓練（如Sport4-4）或伏地挺身運動
（如Sport4-5）。

2 WARDMATE

第二類
使用1～2磅重量啞鈴（如Sport4-1、
Sport4-2、Sport4-3）或中等強度阻力的
橡皮帶做上肢肌力訓練（如Sport4-4）。也可以推牆運
動（如Sport4-6），強化上肢肌力。或採黏土給予手部
阻力的運動訓練（如Sport4-7、Sport4-8）。

3 WARDMATE

第三類

做上肢肌力訓練，採輔助性關節活動，逐步進展至中等強度阻力的橡皮帶（如Sport4-4）。監控指導下，採用阻力棒棍，訓練上肢肌力（如Sport4-9）。也可採用黏土給予手部阻力的運動訓練（如Sport4-7、Sport4-8）。

Sport4-1

上肢肌力加強運動

【準備姿勢】一手扶靠在椅背站立，兩腿前
　　　　　　弓後箭，另一手握一啞鈴。

【動　　作】兩手視訓練不同肌肉群，抬舉
　　　　　　運動的方向也跟著改變。

【注意事項】因為避免傷脊椎，兩腿應至少
　　　　　　有一保持膝關節彎曲。

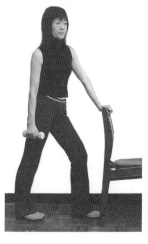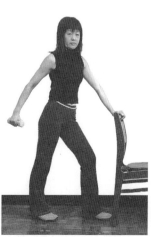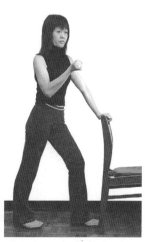

Sport4-2
上肢肌力加強運動

【準備姿勢】
雙手各握一
啞鈴，自然
垂放在身體
兩側。
【動　　作】
將兩手舉到
頭頂上，維
持數秒，再
緩慢放下。

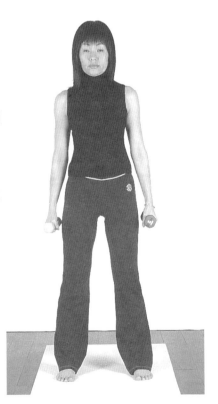

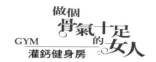

【注意事項】兩膝關節要保持彎曲，若兩肩
　　　　　關節無法舉至頭頂（五十肩患
　　　　　者），將兩手舉至肩關節同一
　　　　　高度。

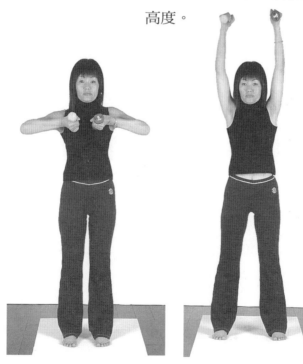

Sport4-3
上肢肌力加強運動

【準備姿勢】與Sport 4-2類似，但是在坐姿
下進行。

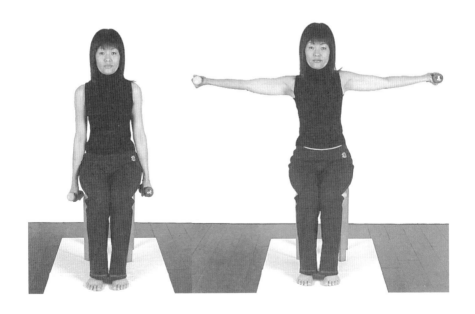

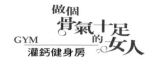

【注意事項】兩膝
或退化性關節病
者，可改以坐姿做
肌力訓練。

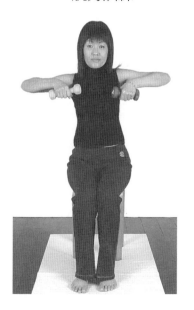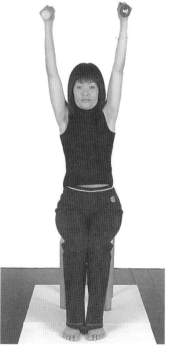

Sport4-4

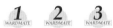

上肢肌力加強運動

【準備姿勢】取一橡皮帶，用一腳踩住固定
　　　　　　於地面。

【動　　作】手握橡皮帶另一端，用力往上
　　　　　　拉或往外展，以訓練上肢不同
　　　　　　的肌肉群。

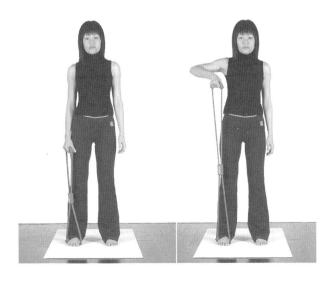

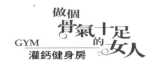

Sport4-5

伏地挺身運動

【目　　的】增加上肢肌力

【注意事項】若肌力不夠或為骨鬆患者，膝
蓋可貼於床墊，只維持軀幹及
上肢上挺動作即可。

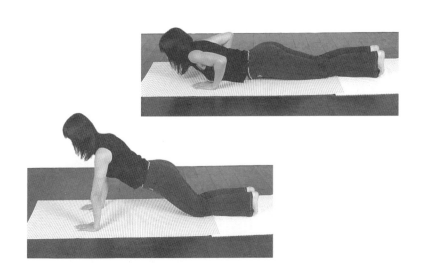

Sport4-6
推牆拉筋運動

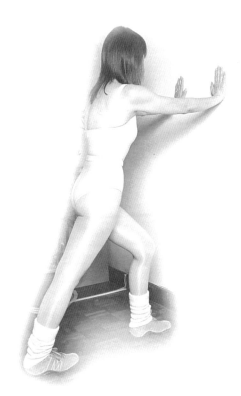

【目　　的】
主要使背部及下肢做拉筋動作，同時加強上肢肌力。

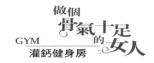
Sport4-7

上肢肌力加強運動

【準備姿勢】置硬度中硬的黏土於手掌。

【動　　作】用力壓擠黏土數秒，再放鬆數

秒。

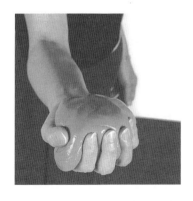
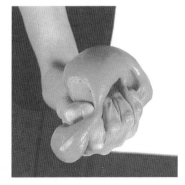

Sport4-8

上肢肌力加強運動

【準備姿勢】將不同硬度的黏土置於手掌
上，黏土內插滿圍棋棋子。

【動　　作】用手指逐一將棋子自黏土中拿
出。

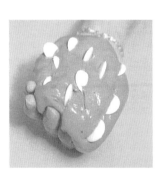
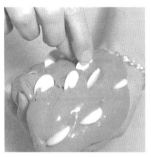
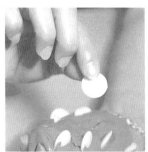

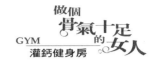

Sport4-9

上肢肌力加強運動

【準備姿勢】雙手握棍棒兩端，雙手自然下
　　　　　　垂於身前。

【動　　作】雙手握棍棒舉起至頭頂或胸
　　　　　　前。

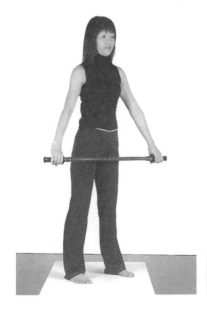
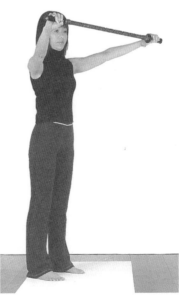

5 承重及下肢肌力運動

1
WARDMATE

第一類
走、慢跑、跑。低衝擊性（表二，見72頁）
或踏階式有氧運動（Sport5-1），每週3～
5次，每次30分鐘。雙腿進行阻力器械性運動（Sport5-2）。

2
WARDMATE

第二類
游泳池水療（每週1～2次）（Sport5-3）。
平地行走（每天30分鐘）。低衝擊性（表
二，見72頁）或踏階式有氧運動（Sport5-1），每週3～
5次，每次30分鐘。股四頭肌運動及足踝壓擠運動
（Sport5-4）。太極拳運動。

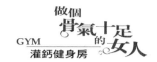

3

WARDMATE

第三類

游泳池中水療（每週1～2次）（Sport5-3）。平地行走（每天30分鐘），低衝擊性或踏階式有氧運動每週3～5次，每次30分鐘。股四頭肌運動及足踝壓擠運動（Sport5-4）。

Sport5-1
踏階梯運動

【準備姿勢】站立於台階前，台階高度20～30公分。

【動　　作】抬起一腳站於台階上，另一腳接著踏立在同一台階上，下階的動作，也是以一腳先下，接著另一腳跟著下階，回復到原先的準備姿勢。

【注意事項】1.上下階運動，可以用節拍器來控制上下階的速度。

2.下肢有關節炎的患者，心肺功能較差的患者，骨鬆患者足部感覺功能喪失，足部有變形的患者不宜。

【目　　的】此為一有氧運動，藉著心肺功
能的改善，減少跌倒造成骨折
發生。

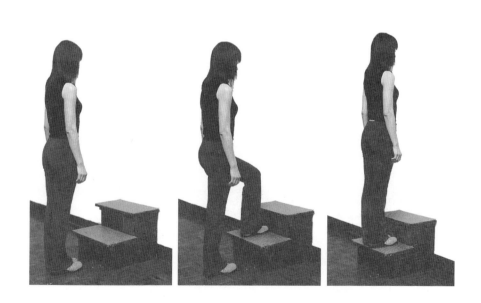

Sport5-2

器械式阻力運動

【準備姿勢】坐姿於器械上，兩腳輕踏於器
　　　　　　械上的踏板上。

【動　　作】在調整器械的適當阻力後，兩
　　　　　　腿同時伸直，保持膝關節伸直
　　　　　　姿勢15秒後，再休息5～10
　　　　　　秒。

【目　　的】加強下肢肌力。

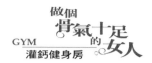

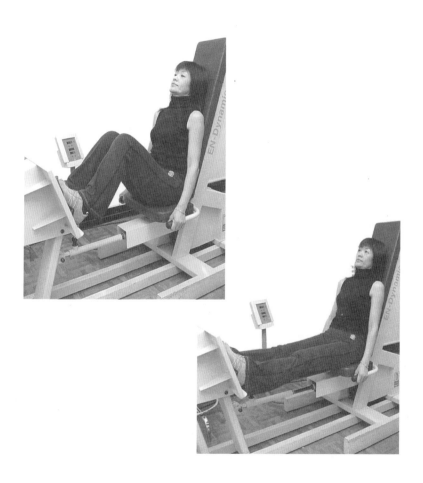

Sport5-3
水療運動

【目　　的】藉水溫達到肌肉舒緩及拉筋的
　　　　　　目的，另藉著水的浮力及阻力
　　　　　　做肌力加強運動。

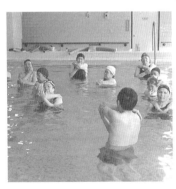

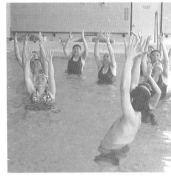

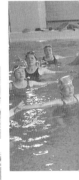

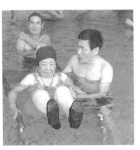

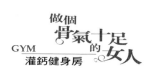
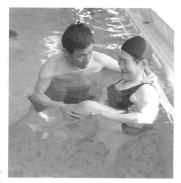

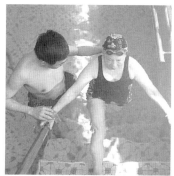

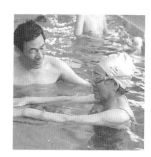

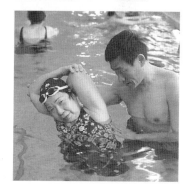

Sport5-4
股四頭肌運動及足踝壓擠運動

【準備姿勢】仰躺，兩腿自然平放於床墊
上。

【動　　作】兩腿盡量伸直，使膝關節往床
墊下壓，同時轉動兩足踝，使
腳尖盡可能朝上。

【目　　的】此為腿部的肌力訓練，也可防
止體位性低血壓。

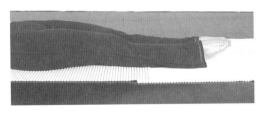

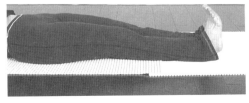

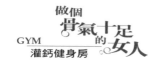

6 平衡訓練及移位技巧

第一類
單腳站立維持30秒以上，身體保持平衡預防跌倒。

第二類
單腳站立維持30秒以上，身體保持平衡預防跌倒。（需在適當的行走輔助器械下）（Sport6-1）進行步態訓練。教導正確的移位技巧。

第三類
單腳站立維持15秒以上，身體保持平衡預防跌倒。步態訓練，須在適當之行走輔助器械下操作。監控移位動作的安全性，例如：由床—椅—馬桶—澡盆之動作。

Sport6-1

使用助行器行走

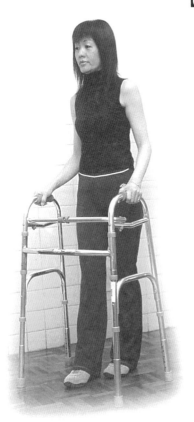

【目　　的】年長骨鬆患者，常易因身體穩定度不夠，跌倒後易造成骨折，使用助行器可增加身體穩定度。

7 正確舉重技巧

1
WARDMATE

第一類

所有重量物體抬舉時，須使物體靠近身
體，用腿的力量舉起，而非背部，另要避
免脊椎彎曲（Sport7-1、Sport7-2）。

2
WARDMATE

第二類

所有重量物體抬舉時，須使物體靠近身
體，用腿的力量舉起，而非背部，另要避
免脊椎彎曲（Sport7-1、Sport7-2）（惟重量超過10磅
要特別小心）。

3
WARDMATE

第三類

所有重量物體抬舉時，須使物體靠近身
體，用腿的力量舉起，而非背部，另要避
免脊椎彎曲（Sport7-1、Sport7-2）。（惟重量要小於
10磅）。

Sport7-1

WARDMATE WARDMATE WARDMATE 1 2 3

提重物時的正確姿勢

【注意事項】1.物體一定要盡量靠近身體，彎曲膝蓋取物，並用兩腿的力量把物體提起，在整個運動過程，務必要保持脊椎直挺。

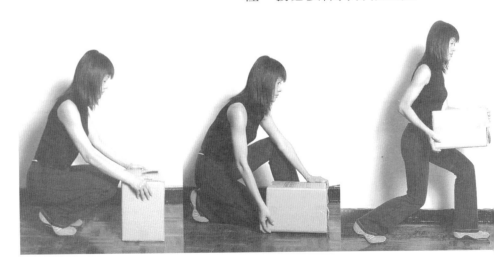

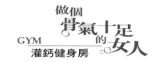

2.下肢關節炎或骨鬆患者不宜搬提重物。

3.腰椎間盤突出，或下背部疼痛患者不宜般提重物。

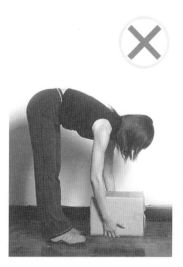

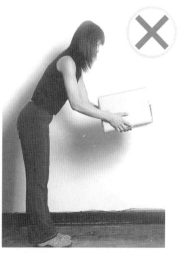

Sport7-2
搬提車內重物的姿勢

【注意事項】物體盡量靠近身體，以減少脊
　　　　　　椎承受的壓力。

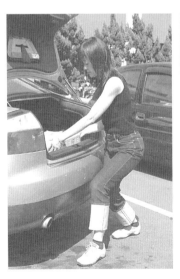 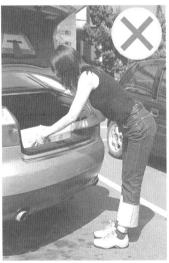

8 姿勢矯正

1
WARDMATE

第一、二、三類皆適用

2
WARDMATE

自我矯正─平背運動─下肢
拉筋伸展，下巴往內，肩帶
挺胸。

3
WARDMATE

靜態及動態的正確姿勢，請
參閱Sport8-1、Sport8-2、
Sport8-3、Sport8-4、
Sport8-5。

低衝擊式有氧運動，請參閱
（表二，見72頁）。

Sport8-1
睡覺時的正確姿勢：仰躺、俯臥及側躺

【注意事項】藉著枕頭的擺放，使身體在各
種姿勢下脊椎皆能保持直挺。

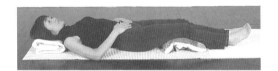

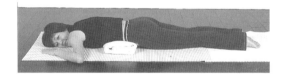

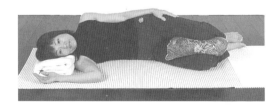

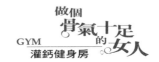

Sport8-2

坐姿的正確姿勢 Ⅰ

【注意事項】脊椎保持直立,椅背提供適度
支撐,身體盡量靠近桌緣,桌
椅高度要適宜,以免頸部往前
彎曲。

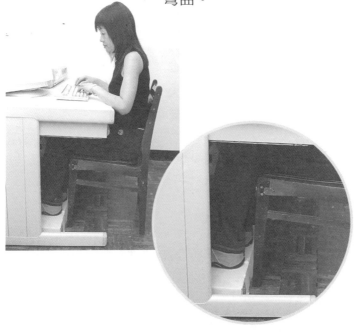

Sport8-3
坐姿的正確姿勢 II

【注意事項】無論站或坐，可在腳下置一矮
墊，以減輕腰椎的受力。

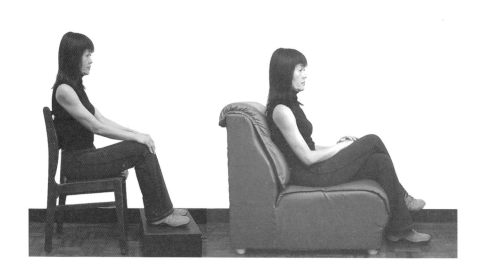

Sport8-4

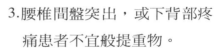

提重物時的正確姿勢

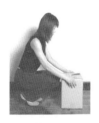

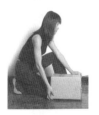

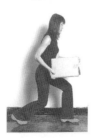

【注意事項】1.物體一定要盡量靠近身體，彎曲膝蓋取物，並用兩腿的力量把物體提起，在整個運動過程，務必要保持脊椎直挺。

2.下肢關節炎或骨鬆患者不宜搬提重物。

3.腰椎間盤突出，或下背部疼痛患者不宜般提重物。

Sport8-5

1 WARDMATE **2** WARDMATE **3** WARDMATE

開車時的正確姿勢

【注意事項】後背靠於椅背，保持脊椎直
挺，軀幹不宜前傾。

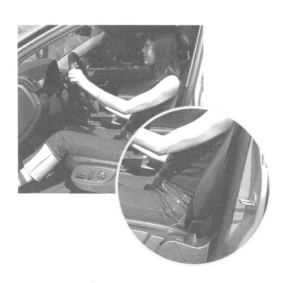

每週個人計畫表

每週運動行程計畫表

　　若你的骨密度已屬於骨質流失或疏鬆，計畫一週的行程，如水療，每週至少做1～2次，肌力訓練（在家）可以一週安排2次，腹肌和背肌訓練，以坐姿或站姿，可在公司、捷運車上，候車時、看電視時，每天持續做5～10分鐘柔軟度訓練。

　　如果你這一週都很忙，則建議你每天走路30分鐘，你可以在到公司前兩站下車，步行至公司，或是可利用每天中午休息時間，參加有氧舞蹈或至健身俱樂部做低衝擊性的有氧運動（如表二，見P.72）。

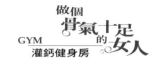
道具式運動

　　若身邊沒有啞鈴，可用保麗瓶加水充當，此外，也可利用繩子來做阻力運動，運動方法為一邊固定於一腳下或手上，用另外之手來做上下肢肌力訓練。

第一類　個人計畫表

運動項目	動作	星期一		星期二		
		次數	持續時間	次數	持續時間	
拉筋運動	Sport1-1					
	Sport1-2					
背肌伸展肌力加強運動	Sport2-1					
	Sport2-2					
	Sport2-3					
	Sport2-4					
腹肌肌力加強運動	Sport3-1					
	Sport3-2					
上肢肌力加強運動	Sport4-1					
	Sport4-2					
	Sport4-3					
	Sport4-4					
	Sport4-5					
承重及下肢肌力訓練	Sport5-1					
	Sport5-2					
平衡訓練及移位技巧	Sport6-1					
正確舉重技巧	Sport7-1					
	Sport7-2					
姿勢矯正	Sport8-1					
	Sport8-2					
	Sport8-3					
	Sport8-4					
	Sport8-5					

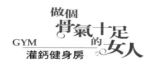

	星期三		星期四		星期五		星期六	
	次數	持續時間	次數	持續時間	次數	持續時間	次數	持續時間

第二類　個人計畫表

運動項目	動作	星期一		星期二		
		次數	持續時間	次數	持續時間	
拉筋運動	Sport1-1					
	Sport1-2					
背肌伸展肌力加強運動	Sport2-1					
	Sport2-2					
	Sport2-3					
	Sport2-4					
腹肌肌力加強運動 上肢肌力加強運動	Sport4-1					
	Sport4-2					
	Sport4-3					
	Sport4-4					
	Sport4-5					
	Sport4-6					
	Sport4-7					
	Sport4-8					
承重及下肢肌力訓練	Sport5-3					
	Sport5-4					
平衡訓練及移位技巧	Sport6-1					
正確舉重技巧	Sport7-1					
	Sport7-2					
姿勢矯正	Sport8-1					
	Sport8-2					
	Sport8-3					
	Sport8-4					
	Sport8-5					

	星期三		星期四		星期五		星期六	
	次數	持續時間	次數	持續時間	次數	持續時間	次數	持續時間

每週個人計畫表

第三類　個人計畫表

運動項目	動作	星期一		星期二		
		次數	持續時間	次數	持續時間	
拉筋運動	Sport1-1					
	Sport1-2					
背肌伸展肌力加強運動	Sport2-1					
	Sport2-2					
	Sport2-3					
	Sport2-4					
腹肌肌力加強運動	Sport3-3					
	Sport3-4					
上肢肌力加強運動	Sport4-4					
	Sport4-9					
	Sport4-10					
	Sport4-11					
承重及下肢肌力訓練	Sport5-3					
	Sport5-4					
平衡訓練及移位技巧	Sport7-1					
正確舉重技巧	Sport7-2					
姿勢矯正	Sport8-1					
	Sport8-2					
	Sport8-3					
	Sport8-4					
	Sport8-5					

	星期三		星期四		星期五		星期六	
	次數	持續時間	次數	持續時間	次數	持續時間	次數	持續時間

【編輯後記】
啜飲健康的咖啡

葉雅馨

　　我非常喜歡喝咖啡，每次我一說要去喝咖啡或泡咖啡，周圍的朋友不時就會出現另一句話「小心骨質疏鬆」，的確，漸漸有年紀了，總不免擔心自己的骨鬆問題，哪天摔跤，就來個「粉身碎骨」。恐怕除了自己不便，也造成別人的麻煩。雖然遺傳因素還是骨鬆的最大源由，但遺傳就某個程度而言，是屬不可抗力因素，站在預防的角度，我們其實還是有機會存骨本的。咖啡太棒了，常讓我不忍拒絕，但是我開始在自己沖泡時，對入鮮牛奶，因為牛奶含豐富鈣質。去咖啡Shop就點「拿鐵」咖啡、法式咖啡，加上適量的糖，同樣好喝極了，若要享受香醇咖啡的原味，只要未對入牛奶前，啜飲幾口也一樣令人滿意。

　　在去年（2002年）四月出版了《做個骨氣十足的女

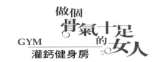

人—骨質疏鬆全防治》，在書籍的製作過程中，我才深入地窺探到骨質疏鬆症的全貌，了解它對婦女的健康，尤其在更年期時影響甚鉅。書出版後引起民眾熱烈的迴響，為了方便將骨鬆預防的概念實踐在生活當中，我們接著在今年五月推出《營養師的鈣念廚房》與《灌鈣健身房》兩本書籍。這兩本書可以說是《骨質疏鬆全防治》的實戰版，讓你知道該吃些什麼，該怎麼吃，或做什麼簡易的運動，如何保持正確姿勢：包括工作時、站立、睡眠、搬提重物及開車等姿勢。在內容編輯上，這兩本書大都以圖片作導覽主軸，文字為輔助，省略長篇贅述，讓讀者易讀、易操作、易持續。

　　《灌鈣健身房》一書針對女性的體態特點設計，符合更年期婦女的身體柔軟度與體能。文末附有個人計畫表，閱讀後直接化作實際操作，不僅止於紙上談

兵。可以依著順序閱讀，也可以任意從其中一項動作切入，同樣可以達到強健肌肉的各個面向。

《營養師的鈣念廚房》一書打破「健康食物就是很難吃」的迷思，它教你怎麼做營養美味又易做的菜餚。詳細說明各道菜餚的烹飪步驟，所需準備的各式食材，並在文中註明此道菜的含鈣量及其他營養價值，可依口味喜好自行安排餐點。

身為一個女人，我要說這套書再實用不過了，這兩本書如期的完成，除鄭金寶營養師、劉復康醫師專業的撰文，要特別感謝兄弟大飯店佳餚演出，及曼林瑜伽林綉琴老師的示範，主編黃惠玲、執編蔡大山的全力以赴，除了文字外，張羅所有出書細節、跟拍攝影、討論版型等，才能順利如期出版。這也是《大家健康》雜誌組首次用平面食譜及運動示範呈現書的內容，並用套書推出。

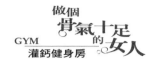

當然囉！煮出一道好菜，最重要的是有人大快朵頤或鑑賞，出好書需要讀者的賞析，歡迎您也實際試試看。（作者現任大家健康雜誌總編輯）

國家圖書館出版品預行編目資料

做個骨氣十足的女人：灌鈣健身房／劉復康作
初版. 臺北市：董氏基金會,2003〔民92〕
面； 公分

ISBN 957-41-0971-2（平裝）

1. 運動與健康

411.7   92006382

做個骨氣十足的女人─灌鈣健身房

策　　劃◎葉金川
作　　者◎劉復康
總 編 輯◎葉雅馨
主　　編◎黃惠玲
執行編輯◎蔡大山
編　　輯◎蔡婷婷、楊育浩

美術編輯◎莊士展
圖片攝影◎陸大湧

發 行 人◎賴東明
出版發行◎財團法人董氏基金會
　　　　　地址： 105 台北市復興北路 57 號 12 樓之 3
　　　　　電話： 02-27766133 傳真： 02-27522455
　　　　　網址： www.jtf.org.tw
　　　　　郵撥帳號： 07777755 帳戶：財團法人董氏基金會
法律顧問◎志揚國際法律事務所吳志揚主持律師

總經銷／吳氏圖書股份有限公司
電話／02-32340036
傳真／02-32340037

定價●新台幣 140 元
（缺頁、破損或裝訂錯誤，請寄回更換）
初版● 2003 年 5 月

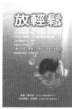

憂鬱症百問

定價／180元

作者／董氏基金會心理健康促進諮詢委員

胡維恆、黃國彥、林顯宗、游文治、林家興、張本聖、林亮吟、吳佑佑、詹佳真

　　憂鬱症與愛滋、癌症並列為廿一世紀三大疾病，許多人卻對它懷有恐懼、甚至感覺陌生，心中有很多疑問，不知道怎麼找答案。「憂鬱症百問」中蒐集一百題憂鬱症的相關問題，由董氏基金會心理健康促進諮詢委員審核回答。書中提供的豐富資訊，將幫助每個對憂鬱情緒或憂鬱症有困擾的人，徹底解開心結，坦然看待憂鬱症！

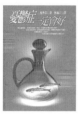

放輕鬆

定價／230元

策劃／詹佳真　　協同策劃／林家興

　　忙碌緊張的生活型態下，現代人往往都忘了放輕鬆的真正感覺，也不知道在重重壓力下，怎麼讓自己達到放鬆的境界。「放輕鬆」有聲書提供文字及有音樂背景引導之CD，介紹腹式呼吸、漸進式放鬆及想像式放鬆等放鬆方法，每個人每天只要花一點點時間練習，就可能坦然處理壓力反應、體會真正的放鬆！

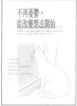

憂鬱症一定會好

定價／220元

作者／稅所弘　　譯者／林顯宗

　　憂鬱症是未來社會很普遍的心理疾病，但國人對此疾病的認知有限，因此常常錯過或誤解治療的效果。其實只要接受適當治療，憂鬱症可以完全治癒。本書作者根據身心合一的理論，提出四大克服憂鬱症的方式。透過本書的介紹、說明，「憂鬱症會不會好」將不再是疑問！

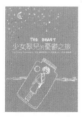

不再憂鬱
從改變想法開始

定價／250元

作者／大野裕　　譯者／林顯宗

　　被憂鬱纏繞時，是否只看見無色彩的世界？做不了任何事，覺得沒有存在的價值？讓自己不再憂鬱，找回活力生活，是可以選擇的！本書詳載如何以行動來改變觀點與思考，使見解符合客觀事實，不被憂鬱影響。努力自我實踐就會了解，改變---原來並不困難！

少女翠兒的憂鬱之旅

定價／300元

作者／Tracy Thompson　　譯者／周昌葉

　　「它不是一個精神病患的自傳，而是我活過來的歲月記錄。」誠如作者翠西湯普森(本書稱為翠兒)所言，她是一位罹患憂鬱症的華盛頓郵報記者，以一個媒體人的客觀觀點，重新定位這個疾病與經歷—「經過這些歲月的今天，我覺得『猛獸』和我，或許已是人生中的夥伴」。文中，鮮活地描述她如何面對愛情、家庭、家中的孩子、失戀及這當中如影隨形的憂鬱症。

姊姊畢業了

定價／250元

文／陳質采　　圖／黃嘉慈

　　「姊姊畢業了」是首本以台灣兒童生活事件為主軸發展描寫的繪本，描述姊姊畢業，一向跟著上學的弟弟悵然若失、面臨分離與失落的心情故事，期盼本書能讓孩子從閱讀中體會所謂焦慮與失落的情緒，也藉以陪伴孩子渡過低潮。

董氏基金會出版品介紹

· 保健生活系列 ·

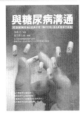

與糖尿病溝通
定價／160元
策劃／葉金川　　董氏基金會／編著

　　為關懷糖尿病患者及家屬，董氏基金會集結《大家健康》雜誌相關糖尿病的報導，並加入醫藥科技的最新發展，以及實用的糖尿病問題諮詢解答，透過專業醫師、營養師等專家精彩的文章解析，提供大眾預防糖尿病及患者與糖尿病相處的智慧；適合想要認識糖尿病、了解糖尿病，以及本身是糖尿病患者，或是親友閱讀！

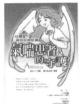

氣喘患者的守護
11位專家與你共同抵禦
定價／260元
策劃／葉金川　　審閱／江伯倫

　　氣喘是可以預防與良好控制的疾病，關鍵在於我們對氣喘的認識多寡，以及日常生活細節的注意與實踐。本書從認識氣喘開始，介紹氣喘的病因、藥物治療與病患的照顧方式，為何老是復發？面臨季節轉換、運動、感染疾病時該有的預防觀念，進一步教導讀者自我照顧與居家、工作的防護原則，強壯呼吸道機能的體能鍛鍊；最後以問答的方式，重整氣喘的各項相關知識，提供氣喘患者具體可行的保健方式。

· 其他出版品 ·

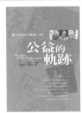

公益的軌跡
定價／260元
策劃／葉金川　　作者／張慧中、劉敬姮

　　是記錄董氏基金會董事長嚴道自大陸到香港、巴西，輾轉來到台灣的歷程，很少人能夠像他有這樣的機會，擁有如此豐富的人生閱歷。他的故事，是一部真正有色彩、有內涵的美麗人生，從平凡之中看見大道理，從一點一滴之中，看見一個把握原則、堅持到底，熱愛生命、關懷社會，真正是「一路走來，始終如一的勇者。

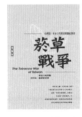

菸草戰爭
定價／250元
策劃／葉金川　　作者／林妏純、詹建富

　　這本書描述台灣菸害防制工作的歷程，並記錄這項工作所有無名英雄的成就，從中美菸酒談判、菸害防制法的通過、菸品健康捐的開徵等。定名「菸草戰爭」，「戰爭」一詞主要是形容在菸害防制過程中的激烈與堅持，雖然戰爭是殘酷的，卻也是不得已的手段，而與其說這是反菸團體與菸商的對決、或是吸菸者心中存在戒菸與否的猶豫掙扎，不如說這本書的戰爭指的是人類面對疾病與健康的選擇。

全民健保傳奇 II
定價／250元
作者／葉金川

　　健保從「爹爹（執政的民進黨）不疼，娘親（建立健保的國民黨）不愛，哥哥（衛生署）姊姊（健保局）沒辦法」的艱困坎坷中開始，但在許多人努力建構後，它著實照顧了大多數的人。此時健保正面臨轉型，它又是如何看待健保的？《全民健保傳奇》介紹全民健保的全貌與精神，健保局首任總經理葉金川，以一個關心全民健保未來的角度著眼，從制度的孕育、初生、發展、成長，以及未來等階段，娓娓道出，引導我們再次更深層地思考，共同決定如何讓它繼續經營。

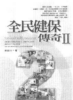

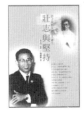

壯志與堅持
許子秋與台灣公共衛生
定價：220元
作者：林靜靜

　　許子秋，曾任衛生署署長，有人說，他是醫藥衛生界中唯一有資格在死後覆蓋國旗的人。本書詳述他如何為台灣公共衛生界拓荒。